ESSAI
SUR
L'ÉLÉPHANTIASIS
ET LES MALADIES LÉPREUSES,

Par F. ***RUETTE,***

Médecin de l'Ecole de Paris, et Membre de la Société Médicale d'Emulation,

A PARIS,

Chez { l'Auteur, rue d'*Anjou*, n°. 20, au Marais,
Th. Barrois, libraire, rue Haute-feuille.

An X. (1802.)

AU CITOYEN

DESGENETTES,

NOTABLE NATIONAL,

Médecin de l'Hôpital militaire, et Professeur de l'Ecole de Médecine de Paris.

Citoyen,

Plusieurs auteurs célèbres assurent que les maladies, qui font l'objet de cet Essai, sont *absolument* inconnues dans nos climats. Si leur assertion est vraie, mes observations sont nécessairement fausses.

En acceptant l'hommage que je vous fais de cet ouvrage, vous lui imprimez, en quelque sorte, le sceau de la véracité.

Qui peut mieux connaitre les véritables caractères de la Lèpre et de l'Éléphantiasis, que celui qui a vécu, trois ans, en Égypte, en qualité de Médecin en chef de l'armée d'Orient?

F. RUETTE.

PROFESSEURS DE L'ÉCOLE,

Les Citoyens

CHAUSSIER, DUMÉRIL, l'Anatomie et la Physiologie.

FOURCROY, DEYEUX, Chymie méd. et Pharm.

HALLÉ, DESGENETTES, Physiq méd. et Hyg.

LASSUS, PERCY, Pathologie externe.

PINEL, BOURDIER, Pathologie interne.

PEYRILHE, RICHARD, Histoire naturelle méd.

SABATIER, LALLEMAND, Médecine opératoire.

PELLETAN, BOYER, Clinique externe.

CORVISART, LEROUX, Clinique interne.

DUBOIS, PETIT-RADEL, Clinique de l'École, dite de perfectionnement.

LEROY, BAUDELOCQUE, Accouchements, maladies des femmes, éducation phys. des enfants.

LECLERC, CABANIS, Médecine légale, histoire de la Médecine.

THOURET, Médecine d'Hippocrate, et Histoire des cas rares.

SUE, ... Bibliographie médicale.

THILLAYE, démonstration des drogues usuelles et des instruments de médecine opératoire.

Par délibération du 19 frimaire, an 7, l'École a arrêté que les opinions émises dans les dissertations qui lui sont présentées, doivent être considérées comme propres à leurs auteurs; qu'elle n'entend leur donner aucune approbation ni improbation.

ESSAI
SUR
L'ELEPHANTHIASIS
ET LES MALADIES LÉPREUSES.

INTRODUCTION.

Les maladies populaires et celles qui affligent, le plus souvent, les hommes, doivent être, sans doute, le principal objet de l'étude du Médecin. Cependant, il faut qu'il connaisse aussi celles qui ne se montrent que rarement. En effet, c'est à lui, surtout, que s'applique cette maxime: rien de ce qui peut intéresser l'humanité ne m'est étranger. Ainsi, tandis qu'il sera occupé à combattre cette foule de maux auxquels ses contemporains sont en proie, ses regards se porteront, de temps en temps, sur les siècles passés. Il y étudiera l'histoire des calamités du genre humain, afin que si celles qui ont disparu, ou que leur rareté ne lui a pas permis d'observer, venaient à se montrer de nouveau, il ne fût pas pris au dépourvu, et que l'expérience des anciens observateurs pût suppléer au défaut de la sienne.

Il serait peut-être difficile de trouver une maladie qui méritât mieux de fixer l'attention du Médecin, du Philosophe et du Naturaliste, que la Lèpre et l'Éléphantiasis. Quelle est, en effet, celle qui offre un ensemble de symptômes plus effrayans; qui tourmente plus longuement et plus douloureusement ses victimes; qui inspire une plus grande horreur; qui procure, lorqu'elle est portée à son dernier degré, une mort plus affreuse et plus cruelle? Ainsi, quand même ces maladies seraient entièrement éteintes pour toujours, elles devraient encore être étudiées et piquer, au moins, notre curiosité; ne fût-ce que pour nous faire connaître quel ensemble de maux a pu se rassembler autrefois sur des êtres organisés et vivans. Mais, s'il est vrai, ainsi que nous le prouverons contre le témoignage de plusieurs Auteurs célèbres (1), que l'Éléphantiasis se

(1) L'Éléphantiasis est absolument inconnu dans la partie du monde que nous habitons: il n'y a été répandu que deux fois, selon le témoignage des historiens et des médecins. *Encyclopédie*, première édition. Sauvages et plusieurs autres auteurs assurent la même chose. On verra, par les observations que nous rapporterons, et par l'histoire de cette maladie, que cette assertion est absolument fausse.

montre quelquefois, dans nos climats, avec tout l'apareil des cruels symptômes qui nous ont été décrits par les grands Maîtres à qui nous en devons l'histoire, avec quel soin, avec quelle espèce de crainte ne devrions-nous pas l'observer, lorsqu'il se présente à nous !

§ I.

DIVISION

De l'Ouvrage.

Voici la marche que nous suivrons dans cet opuscule: Après avoir expliqué, en peu de mots, ce que l'on entend ordinairement par *Lèpre, Éléphantiasis* etc., nous donnerons une histoire abrégée des différentes maladies lépreuses. Nous rapporterons ensuite les observations que nous avons eu occasion de faire sur ces maladies. A l'aide de ces observations, et guidés par les meilleurs auteurs, nous tâcherons de donner une description exacte de la lèpre, considérée d'une manière générale, de saisir ses signes essentiels et caractérisques, de déterminer ses espèces et de les distinguer des différentes affections avec lesquelles elles ont quelque analogie. Nous examinerons ensuite si elle est contagieuse, quelles sont ses causes, quel prognostic on doit en porter; et nous finirons par exposer ce qui nous paraîtra, sinon le plus certain, du moins, le plus probable sur sa méthode curative.

§ II.

Synonimie.

La maladie que nous examinons porte différens noms. On lui a donné celui d'*Éléphantiasis*, parce que ceux qui en sont attaqués ont la peau dure, inégale et ridée, comme celle de l'Éléphant ; peut-être aussi parce qu'elle n'est pas moins extraordinaire, dans son genre, que l'Éléphant parmi les animaux. On la nomme aussi *Lèpre*, du mot *Lepis* Ecaille. Et il est à remarquer qu'on donne à ce terme deux acceptions très différentes. En effet, il paraît que la Lèpre des Arabes est à-peu-près la même chose que l'Eléphantiasis des Grecs, tandis que d'autres n'entendent par *Lèpre* que des affections psoriques, dartreuses et impétigineuses portées à leur plus haut degré.

Quelques Auteurs, faisant plutôt attention à des symptômes particuliers qu'à la nature de la maladie, l'ont nommée *Satyriasis*, parce

parce qu'ils ont cru que ceux qui en sont attaqués étaient très portés aux plaisirs vénériens; *Leontiasis*, parce que les rides qui se forment quelquefois au visage des malades, leur donnent une figure terrible, et qui a paru semblable à celle d'un *Lion*. Louis le jeune, à son retour de la Croisade, confia à l'ordre de Saint-Lazare l'administration des hôpitaux destinés au traitement des Lépreux: c'est ce qui fit nommer ces lieux *Lazarets*, et les maladies qu'on y traita, mal de *S. Lazare*, de *S. Ladre*, *Ladrerie*. On a encore donné à cette maladie plusieurs autres noms dont il est inutile de faire mention : ce que nous venons d'en dire suffit pour donner une idée de la confusion qui doit règner dans la plupart des auteurs qui en ont traité. Nous verrons, dans la suite, s'il ne serait pas possible de la faire disparaître, en établissant une nomenclature plus simple, et fondée sur des caractères invariables.

§ III.

HISTOIRE des maladies lépreuses.

L'origine de la Lèpre et de l'Eléphantiasis

se perd dans l'antiquité la plus reculée. Moyse est peut-être l'auteur le plus ancien qui en ait fait mention. Il rapporte (1) qu'il fut lui-même frappé d'une Lèpre partielle, pour preuve de sa mission divine. Les lois qu'il porta contre les Lépreux (2); la défense qu'il fit à son peuple de manger de la chair de porc; le témoignage de Joseph (3), qui assure que la plupart des Lépreux périrent dans les carrières ou dans les combats qu'ils eurent à soutenir contre les Egyptiens; celui de Manéton qui reprocha aux Juifs d'avoir été chassés d'Egypte, parce qu'ils étaient infectés de la Lèpre, etc. (4) ne permettent pas de douter qu'elle n'ait été très commune parmi ce peuple, avant son établissement en Palestine. Elle le suivit dans ce nouveau pays (5). Les peuples voisins, et sur-tout les Phéniciens et les Tyriens en étaient ou en furent également infectés. Je ne saurais assurer que ce mal leur ait été communiqué par les Juifs qui, comme on sait, n'avaient que très peu de rapport et de communication avec les

(1) Exod. cap. 4, n. 6.

(2) Levit.. cap. 13 et 14.

(3) Joseph, contre app., l. 2.

(4) Joseph, l. 1.

(5) Jos., antiq. jud., l. 9.

autres peuples. Galien rapporte que l'Eléphatiasis porte aussi le nom de maladie *Phénicienne*; ce qui suppose qu'elle était très ancienne et peut-être innée chez ce peuple. La maladie, véritable ou supposée, de Job paraît avoir la plus grande analogie avec la Lèpre, ce qui prouverait qu'elle existait en Syrie avant Moyse : c'était aussi de Syrie qu'était le général d'armée Naaman, que le prophète Elisée, ainsi qu'il est rapporté dans l'histoire des Juifs (1), guérit de la Lèpre ou Vitiligue blanche, en la transportant sur le corps d'un de ses envoyés, qui en devint blanc comme la neige.

Le départ des Juifs n'exempta point l'Egypte de l'Éléphantiasis, et les anciens auteurs la regardent comme le berceau de cette cruelle maladie [2]. C'est en Egypte ou en Syrie que les auteurs qui ont le mieux écrit sur l'Eléphantiasis, tels que Aretée, Galien, Archigène, Aétius, Soranus, etc., ont puisé leurs observations. Hyppocrate en parle aussi. Il a pu

---

(1) liv. 3 regum, cap. 5.

(2) Est elephas morbus qui circùm flumina Nili
Gignitur Egypto in mediâ neque præstereà usquam.
Lucr., l. 4.

la rencontrer dans certaines contrées de la Grèce, et sur-tout dans quelques îles de l'Asie mineure où elle est endémique.

Les anciens Perses étaient sujets à plusieurs maladies cutanées, entr'autres à une éruption pustuleuse ardente à laquelle on donna le nom de *Feu Persique* [1], et qui pourrait avoir beaucoup de rapport avec la Lèpre. On sait, d'ailleurs, que cette maladie ne leur était point inconnue [2]; elle était commune aux Indes orientales, ainsi que l'atteste Aétius [3]; elle règnait aussi sur les côtes d'Afrique, comme on en peut juger par les ouvrages de Cœlius-Aurelianus qui y exerçait la médecine, et qui a très bien écrit sur l'Eléphantiasis. Nos ancêtres les Gaulois et les Germains partageaient cette calamité commune, puisqu'ils la combattaient par un nombre prodigieux de remèdes [4].

Le témoignage du poëte Lucrece, cité ci-dessus, tendrait à prouver que l'Éléphantiasis

(1) Plin., hist. nat., l. 26, cap. 2.

(2) Herod., l. 1.

(3) Tetr., sermo 1.

(4) Alia autem medicamenta sunt innumera celtarum quos hâc tempestate gallos vocant. Aret., de cur. diut. morb., lib. 2.

était inconnu en Italie, du temps de la république. Nous pourrions y ajouter celui de Pline, qui assure que cette maladie fut apportée de Syrie, par l'armée de Pompée [1]; Mais Plutarque, dont la critique est plus sévère que celle du naturaliste latin, est d'un avis opposé (2), et prouve que l'Éléphantiasis existait, en Italie, avant l'expédition de Pompée, en avouant cependant qu'elle y était très rare. Les guerres fréquentes, la misère, le désordre, l'anarchie, qui accompagnèrent et suivirent la chûte de l'empire romain, et l'inondation des barbares, durent nécessairement rendre l'Éléphantiasis plus commun et plus terrible. Aussi les écrivains grecs de Constantinople et les arabes en parlent-ils comme d'une maladie règnante. On fait mention d'un éléphantiasis, (*horrendissima elephantiæ lepra*) dans la vie de Saint Antonin, qui existait dans le 4e. siècle (3). On fonda une léproserie dans le Charolais, en 571 (4). En 730, Rhotaris, roi des Lombards, porta une loi qui statue que les lépreux sont morts civilement, et ce peuple passait,

---

(1) Hist. nat. l. 10, cap. 12.

(2) De superstitione, l. 8.

(3) Muratori ant. l. 2.

(4) Ducange, gloss., voc. lazari.

au 8e. siècle, pour être généralement infecté de cette maladie. Une foule de lois et de canons, qu'il serait trop long de rapporter, prouve, d'une manière incontestable, que, dans ces siècles de barbarie, et sur-tout après les croisades, la Lèpre, à laquelle il faut, sans doute, joindre les autres maladies cutanées, les plus rebelles, fit des progrès tellement effrayants qu'elle menaça d'envahir une grande partie du monde connu. Qu'il nous suffise d'observer que Mathieu Pâris comptait encore, de son temps, dans la chrétienneté, 1700 hôpitaux, uniquement consacrés à ces sortes de maladies (1), et qu'en 1227, Louis VIII fit des legs à 2000 léproseries de son royaume, qui formait à peine le tiers de la République française (2).

Cette cruelle maladie continua à exercer ses ravages, pendant les longs siécles de barbarie, et tant que subsista la tyrannie féodale. Elle devint, de plus en plus rare, à mesure que les sciences et les arts firent des progrès; que l'hygienne publique et particulière fut moins négligée, et que les gouvernements, assis sur des bases plus solides, devinrent moins op-

(1) Histoire d'Angl.

(2) Ducange, l. c.

pressifs. Elle était cependant encore fort commune dans le 16e. siècle, et au commencement du 17e, la plupart des villes, un peu considérables, avaient encore conservé l'usage d'élire des magistrats et des médecins, pour faire une visite générale de ceux qu'on soupçonnait attaqués de Lèpre (1).

C'est sur-tout sur les côtes maritimes de la france méridionale, qu'elle a jetté, parmi nous, les racines les plus profondes : on n'est point encore parvenu à l'en extirper entièrement. Au commencement du 18.e siècle, dit Vidal, Médecin, de Martigues en provence, il y avait ordinairement dix Lépreux à Saint-Lazare (2); mais si nous jettons les yeux sur d'autres parties du globe, nous en trouverons encore un grand nombre qui sont infectées de la Lèpre, ou de maladies qui ont avec elle une telle analogie qu'elles peuvent en être regardées comme des espèces différentes.

La Lèpre est très commune dans le Groënland, sur les côtes maritimes d'Espagne; mais c'est sur-tout en Orient qu'elle exerce ses ravages. Elle existe encore en Syrie, où on

(1) Raymond, hist. de l'éléph.

(2) Société royale, an 1776.

la connaît sous le nom du Mal d'*Alep* (1), en Grèce, et sur-tout dans les îles de l'Asie mineure, telles que Candie, Delos, etc. (2). Les relations des voyageurs (3) nous attestent qu'elle règne également sur les côtes du Malabar, au Bengale, aux îles Moluques, dans le royaume de Siam, au Japon, etc. Il paraît qu'elle a fixé son séjour en Egypte, pour n'en jamais sortir.

Le professeur *Desgenettes*, ex-premier médecin de l'armée d'Orient, a vu en ce pays plusieurs personnes de différens âges et des deux sexes, attaquées de l'Eléphantiasis et de la Lèpre. Il fut consulté au commencement de l'an 9, pour cette dernière maladie, par un Arabe de la Caravanne du Mont-Sinaï, qui avait escorté deux membres de la commission des sciences et arts, qui ont fait cet intéressant voyage. Après avoir examiné attentivement cet homme épilé, sec comme un squelette, et dont le cuir, coriace et profondément gercé, était couvert des cicatrices du feu, appliqué très indiscrètement, sur différentes parties de son corprs, il lui dit qu'il

(1) The natural history of Alep, etc., p 282.

(2) Tournefort, voyage au levant.

(3) Hist. gén. des voyages.

serait possible, par le moyen des bains ordinaires et de vapeur, ainsi que par l'usage de quelques remèdes internes, tels que des préparations d'opium, de l'amener au point de tenter sa guérison; mais que ces préparatifs demanderaient, au moins, trois mois. *Trois mois!* reprit l'arabe: *j'avais cru qu'avec quelque charme, tu me soulagerais, sur-le-champ: je veux, avant que le soleil se lève, trois fois, être hors de l'Egypte.*

Cette maladie dévaste également la Nubie, la Nigritie, Goa, Madagascar et l'île Bourbon, (1) plusieurs contrées de l'Afrique, sont, de plus, affligées d'une maladie cutanée, connue sous le nom d'yaws. Cette espèce de Lèpre, qui se rencontre aussi en Écosse et dans quelques parties de l'Europe, a été transportée en Amérique, où elle exerce les plus affreux ravages, dans une grande partie des possessions européennes. L'éléphantiasis existe à Saint-Domingue, à Cayenne (2) et dans plusieurs autres îles de l'Amérique; à Porto-bello, dans le Bresil, au Pérou. Un grand hôpital, établi à Carthagène, peut, à peine, contenir les mal-

(1) Hist. gén. des voyages.

(2) Lettres édif., p. 25.

heureux lépreux qui s'y refugient. Un nombre incalculable de sauvages, sur-tout, ceux qui se nourrissent de végétaux et de poisson, qui habitent des pays humides et marécageux, tels que ceux du Paraguai, du Bresil; ceux qui errent sur les bords du Mississipi, de l'Orénoque, etc., sont sujets à une lèpre écailleuse qui leur couvre tout le corps.

Il n'est donc que trop vrai que la lèpre sévit encore, de nos jours, sur une grande partie du Globe. Les observations suivantes prouveront qu'elle n'épargne pas même nos contrées.

§ IV.

Observations particulières.

1.re OBSERVATION.

Éléphantiasis.

Jean-Baptiste Arnout, âgé de 33 ans, quoique né de parens sains, jouit, dès son enfance, d'une assez mauvaise santé; ce qu'il faut peut-être moins attribuer à la faiblesse de son tempérament qu'à la mauvaise qualité des alimens dont il faisait usage, et au genre de travail auquel il se livrait : il était bûcheron, et passait une grande partie de son tems dans la forêt des Ardennes.

Il eut, à l'âge de 14 ans, une fièvre quarte qui dura dix mois. Deux ans après, il tomba de cheval dans l'eau et resta pendant plusieurs heures, exposé à un froid tres vif et à l'humidité. Il fut saisi de la fièvre pendant la nuit, et il se forma, le lendemain, à la jambe droite, une tumeur, avec chaleur, tension et douleur. La partie affectée se dépouilla, au bout de deux mois, d'une peau fort epaisse. Il paraît qu'elle n'était formée que par l'épiderme; car il y eut très peu de suppuration, et le malade reprit, peu de tems après, ses occupations ordinaires. Mais, depuis cette chûte, sa santé a toujours été fort mauvaise. La jambe est restée engorgée, et il s'est passé peu d'années sans qu'il n'ait été attaqué de la fièvre, ou de quelques incommodités.

A vingt ans, le gonflement de la jambe se communiqua à la cuisse du même côté. Quelques années après, il gagna la jambe et la cuisse gauches. Il disparaissait, lorsque la santé de J. Arnout commençait à s'altérer, et reparaissait vers la fin de la maladie: les jambes et les pieds se recouvraient presque tous les ans; et quelquefois même, deux fois, par an, d'une croûte semblable à celle décrite ci-dessus, mais moins épaisse. Elle tombait, au bout de quelque tems, en écailles.

Le malade entra à l'Hospice du Nord, le 8 frimaire de l'an 7. Il avait l'air triste et abbattu, la fibre lâche, la peau lissé, glâbre, blafarde, huileuse, presque entièrement épilée; la vue faible, le nez épaté, la figure sillonnée de deux rides profonds, qui commençaient au grand angle des yeux et se prolongeaient jusqu'au-dessus de la commissure des lèvres; ce qui lui donnait quelque ressemblance avec celles d'un lion; la voix rauque, la respiration difficile, l'haleine fétide, les urines jaunes et épaisses, le pouls petit et concentré, le ventre météorisé, les membres abdominaux fort gonflés et œdémateux; les genoux, l'extrémité inférieure des jambes, et le pied, sur-tout à sa partie supérieure, recouverts d'une peau semblable à celle d'un éléphant, ou plutôt du chien marin, noirâtre, rugueuse, chagrinée, parsemée de tubercules separés ou réunis en croûte formant quelquefois des sillons de plus d'un pouce de profondeur, insensibles à leur surface externe.

Le malade m'a assuré que cette croûte tuberculeuse était absolument différente de celle survenue à la suite de sa chûte, qu'elle ne s'était formée que depuis deux ans, et qu'il l'avait fait tomber deux ou trois fois en prenant des bains de son. Il s'était de plus formé depuis six mois à la malléole droite, un ulcère d'une extrême fétidité.

Les délayans, les purgatifs, les amers, les sudorifiques, etc. furent employés, ou seuls ou réunis, suivant l'indication. On établit, au bout de deux mois, un cautère au bras, et peu de tems après un seton à la nuque. Ces moyens produisirent d'bord de très-bons effets. L'ulcère des jambes diminua peu-à-peu et se cicatrisa entièrement, au bout de trois mois. Mais vers la fin de ventôse, le ventre se météorisa de plus en plus; la respiration devient extrêmement gênée. Il se forma, peu de tems après, au grand angle des yeux une suppuration abondante qui entraîna bientôt la perte de la vue. Il s'écoula aussi du pus de l'intérieur de l'oreille droite. Le malade mourut au commencement de prairial.

L'ouverture du cadavre m'a présenté, ainsi qu'aux Cit. Ruffin, Beclard, Reydellet, etc, les poumons en suppuration, le parenchime du foie de la rate et des reins, moû, blanchâtre et tendant à la décomposition; le tissu cellulaire, de deux et même de trois pouces, parsemé, ainsi que la langue, de petits tubercules graisseux, fort durs et semblables à ceux que l'on trouve dans les porcs attaqués de ladrerie; les muscles, les tendons et toutes les parties molles, tellement adhérens les uns autres, qu'il était impossible de les disséquer, le sang des artères épais, visqueux, noirâtre, ne différant pas de celui des veines, les os du pied et de la jambe spongieux et ramollis.

Afin de mieux observer l'altération que subit la peau dans cette maladie extraordinaire, j'en ai coupé une portion que j'ai mise dans un lieu un peu humide. Lorsqu'elle a commencé à éprouver le premier degré de putréfaction, il m'a été facile d'enlever cette croûte épaisse dont elle était recouverte, et je me suis convaincu qu'elle n'était formée que par l'épiderme extraordinairement épaissi, et à la surface externe duquel étaient implantés des tubercules assez semblables aux *paillettes* que nous présente le péricarde de certaines plantes, arrondis à leur sommet, larges d'environ une ligne, longs de deux à trois, ayant à leur base une espèce de radicule formée par un cordon muqueux et blanchâtre qui allait se perdre dans le tissu sur-tout celui des cuisses et des jambes, épais de Malpighi. Cette espèce de végétation de l'épiderme avait laissé intact son tissu, qui, sur-tout après la dessication, laissait facilement passer la lumière au travers de ses pores et de ses aréoles.

Quoiqu'en pense le savant Lorry (1), Jean Arnout a éprouvé l'ensemble des symptômes décrits par Arétée. J'en excepte seulement le satiriasis et la chûte partielle des membres; encore est-il probable que ce dernir effet aurait eu lieu, si le reflux des humeurs vers la poitrine n'avait pas causé une mort prématurée.

2.e OBSERVATION.

Frambesia.

Louis Yveneau, né en 1776, quitta, dès l'âge de cinq ans, Bâle, sa patrie, pour venir s'établir à Paris, où on lui fit bientôt apprendre le métier de bonnetier. Quoiqu'issu de parens sains, il compte cependant dans sa famille plusieurs personnes scrophuleuses. Il fut lui-même attaqué de cette maladie à l'âge

---

(1) Nullibi (in Europâ); feralis illa accidentium agglomeratio quam describit Areteus. De morb. cut.

de sept ans. Elle se manifesta d'abord au coude gauche où il porte plusieurs cicatrices. Il eut, à l'âge de 12 ans, une teigne rebelle qui dura deux ans. Il jouit ensuite, pendant quatre à cinq ans, d'une assez bonne santé. Mais, à cette époque, ses scrophules devinrent plus graves; elles se compliquèrent de dartres, et s'étendirent, non-seulement au bras et au poignet gauches, mais aussi au bras droit et au col. Le malade, ayant perdu ses parens à l'âge de vingt ans, entra, en 1796, à l'hôpital S. Louis où j'eus occasion de l'observer. Outre les symptômes dont je viens de parler, il avait aux doigts du pied droit quelques ulcérations assez légères dont il attribue la cause à des chaussures trop étroites. Il ne resta que deux mois dans l'hôpital : il le quitta sans être guéri, pour aller s'établir dans la Lorraine où il est resté, pendant environ cinq ans. Comme son métier ne l'occupait que faiblement, il passait une grande partie de sa vie dans la forêt des Ardennes. La chambre où il couchait était humide, et il se nourrissait d'alimens grossiers et indigestes, de pain d'orge, de pommes de terre, d'un peu de lard, etc. Sa santé ne fut cependant pas très mauvaise, pendant quelque tems; mais au bout de de deux à trois ans elle s'altéra, de plus en plus, et parvint enfin à un tel degré de délabrement qu'il prit le parti de quitter ce pays et de revenir à l'hôpital St.-Louis, espérant y trouver quelques secours à ses maux : il y est rentré le 15 nivôse, an dix.

Il nous a présenté des scrophules au col, les bras, presque atrophiés, recouverts, en plusieurs endroits, de tubercules qui tombent quelquefois par écailles, des exostoses, des ulcères avec carie aux deux poignets ; la main gauche tournée en dedans, le tronc et l'extrémité inférieure gauche sont sains ; mais l'extrémite inférieure droite présente le spectacle le plus affreux, elle est considérablement œdematiée. La cuisse droite est rugueuse, parsemée de tubérosités semblables à celles des bras : mais c'est sur-tout le pied et la jambe qui ont fixé l'attention de tous ceux qui ont vu le malade. La légère ulcération qu'il avait aux doigts du pied, lorsqu'il entra la première fois à l'hôpital, était dégénérée en un ulcère fongueux, de couleur rouge, et qui paraissait formé par un amas de petits tubercules. Cependant, comme cet ulcère a été comprimé, et, en quelque sorte, désorganisé par le frottement continuel auquel il a été exposé ; il aurait été difficile de juger de sa nature, s'il n'existait pas un autre ulcère semblable qui forme au bas de la jambe une large ceinture tuberculeuse : le malade m'a assuré qu'il n'avait paru que depuis dix-huit mois, qu'il avait été précédé de démangeaisons considérables et de la chûte d'une peau blanchâtre, et qu'il avait commencé par des tubercules ronds, très petits, et d'une rougeur éclatante.

Je lui ai demandé s'il ne connaissait pas quelqu'objet qui ressemblât à ces boutons. Il m'a dit qu'ils étaient semblables à des framboises. Ainsi, ce n'est pas moi, c'est lui-même qui a découvert le nom de sa maladie; c'est une véritable *frambœsia*, *l'yaws* des africains, le *pian* des américains. Le malade a, à la partie supérieure et postérieure de la jambe, un ulcère profond, rempli de sanie et de fongosités, et qui paraît avoir beaucoup de rapports avec ceux qu'on nomme, en Amérique et en Afrique, *mama pian*, *mère yaws*. En pressant cette zône tuberculeuse dont j'ai parlé, on en fait sortir un pus, ou plutôt une espèce de gélatine blanche et fort épaisse. En écartant ces boutons tuberculeux on apperçoit leurs bases ou radicules, et l'on forme des sillons plus ou moins profonds. Tous ces signes ne laissent aucun doute qu'il n'y ait gonflement, ramollissement et carie des os de la jambe et du pied. Du reste, le malade ressemble beaucoup à celui qui fait le sujet de l'observation précédente : il a la voix moins rauque la respiration moins gênée; il ne présente point, à la face, ces rides dont nous avons parlé; mais, comme lui, il est triste, morose, faible; il n'est nullement porté pour les plaisirs vénériens, il m'a même assuré qu'il ne *les* avait jamais goûtés; il a la peau glâbre, épilée; l'estomac fait mal ses fonctions; il est souvent attaqué de dévoiement ou de constipation; il éprouve, le soir, une fièvre hectique et tombe, de jour en jour, dans le marasme. On ne peut douter que sa maladie n'ait la même terminaison que celle de Jean Arnout. L'état du malade n'a pas permis de lui prescrire les mercuriaux qui, d'ailleurs, sont contre indiqués par une affection scorbutique. Cependant, comme ce remède est celui qui passe pour le plus fficace dans cette maladie, j'ai pansé, pendant quelque temps, l'ulcère fougueux de la jambe avec l'onguent mercuriel, je n'en ai cessé l'usage que lorsque j'ai été pleinement convaincu qu'il était au moins inutile. Je me contentai donc de le panser avec le cérat auquel j'unis, quelquefois, un peu de souffre, et de lui faire prendre, de temps en temps, des bains locaux alkalins. Il a été presque constamment à l'usage des anti-scorbutiques.

L'œdematie a fait beaucoup de progrès depuis que le malade est entré à l'hôpital. La circonférence de l'extrémité inférieure droite n'était alors que d'environ un quart plus considérable que celle du côté opposé. Elle est maintenant [6 germinal], presque double (1).

(1) Voici quel est le rapport du volume des deux extrémités inférieures :

		pouces.
Circonférence.	du tiers supérieur de la cuisse droite	17
	du tiers supérieur de la cuisse gauche	10
	du genou droit	7 et d.
	du genou gauche	11
	du gras de la jambe droite . .	14
	de celui de la jambe gauche . .	7 et d.
	de la partie inférieure de la jambe droite	12
	de la jambe gauche . . .	6
	de la partie moyenne du pied droit	11 et d.
	du pied gauche.	8
	longueur du pied droit . .	10 et q.
	du pied gauche	8 et d.

ce qui formerait une masse quadruple. L'état de faiblesse à laquelle il est réduit, et le dévoiement colliquatif et sanguinolent dont il est attaqué, annoncent un fin prochaine.

Il me serait facile de multiplier le nombre de mes observations, si je ne devais me montrer reservé sur leur choix; et si, à l'exemple de la plupart des auteurs, je donnais le nom de Lèpre à toutes les maladies qui ont quelque rapport extérieur avec elle. Je crois devoir cependant remarquer que j'ai vu, il y a environ trois ans, un malade chez lequel se manifestait, au plus haut degré, ce symptôme auquel Sauvages a donné le nom de *leontiasis*. Il avait la voix rauque et sépulcrale; la face couverte de tubercules écailleux et sillonnée de rides profonds; les yeux étaient étincellants; le regard n'était point triste et abattu comme celui des malades des observations précédentes. Il avait quelque chose de menaçant et de terrible. Le reste du corps était assez sain, et cependant, il a succombé, en très peu de temps. Il ne m'a pas été possible de faire l'ouverture de son cadavre.

§ V.

DESCRIPTION

GÉNÉRALE DE LA LÈPRE.

Cette maladie est difficile à reconnaître, dans ses commencements. Elle se cache dans l'intérieur de notre corps, s'y fortifie, et ne se manifeste quelquefois au dehors, qu'après avoir fait des progrès effrayants : (1) elle s'annonce par la faiblesse, des lassitudes spontanées, la tristesse, le découragement. La respiration se fait difficilement, l'haleine devient fétide, le pouls est faible et obscur, la transpiration est troublée, les urines sont abondantes, huileuses, blanches et jumenteuses. Il y a anorexie, et cependant la digestion se fait assez bien. Il semble, dit Arétée, que la maladie s'empare de tous les sucs nourriciers, pour se fortifier, et c'est pour cela qu'il y a constipation.

---

(1) Neque in corporis summis partibus representatur, ut protinùs videre quis possit, et incipienti malo resistere, sed in visceribus, tanquam domo Plutonis, delitescens ignis jam succenditur, internorumque victor, rursùm in superficie aliquando exardescit. Arét.

A ces signes, qu'on peut regarder comme précurseurs, se joint une œdématie partielle ou générale. Le tissu cellulaire s'épaissit et se change en une substance blanchâtre, épaisse, lardacée. Il s'y forme des tubercules ronds, assez semblables à des grains de chenevis, remplis d'une substance albumineuse concrète. Il n'est pas rare de trouver de ces tubercules au-dessous de la langue. Différentes parties du corps, et sur-tout la face, les coudes, les genoux; les articulations des pieds prennent une couleur rouge, jaune, violette, noirâtre, etc. (1) La peau devient inégale, rugeuse, imperspirable; elle se recouvre de tubercules ou d'écailles qui affectent différentes formes et différentes couleurs. Quelquefois, au lieu de ces tubercules ou de ces écailles, on apperçoit ces fongosités, semblables à des grains de framboises, ces végétations de l'épiderme dont nous avons donné la description. Les autres parties de la peau deviennent glâbres.

---

(1) Rubor paulatim in atrum colorem vertitur. Celse, l., cap. 25.

Plerumque à facie hæc pestis incipiens. . . effulget. Nonnulli verò ab extremâ cubiti curvaturâ, à genu, à manuum pedumque articulis. Aretée. Voyez aussi Avicène, Schilling.

huileuses, épilées ou parsemées de quelques poils longs et blancs. Les cheveux tombent aussi, ainsi que les sourcils. Le nez est épaté. Le malade a un air triste, morne, silentieux, quelquefois méchant; sa figure devient plombée, cadavéreuse, semblable à la mort, pour me servir de l'expression énergique d'Arétée. Il a de plus une phisionomie qui lui est particulière, et qu'il est plus facile de saisir que de décrire.

Il reste quelquefois dix et même vingt ans, dans cet état; mais lorsque la maladie parvient à son plus haut degré, la peau devient rugueuse comme celle de l'éléphant. Il se forme à la face et sur d'autres parties du corps, des tumeurs, des gerçures et des sillons profonds. (1) Il survient des ulcères remplis de sanie et d'une horrible fétidité; des exostoses, des caries; les os se ramolissent et deviennent spongieux; l'œdématie, sur-tout celle des extrémités inférieures, fait des progrès effrayans, et produit l'ankilose, ou du moins l'immobilité des articulations. Les doigts des pieds s'ulcèrent,

(1) Tumores alii juxtà alios exurgunt... et interstitium tumorum discissum est ut elephantis corium.. ulcera fœtida sunt et insanabilia. Aret.

se gonflent, deviennent adhérens les uns aux autres. (1) et le pied, extraordinairement tuméfié et rugueux, ne présente plus qu'une masse charnue qui imite assez la forme de celui de l'éléphant; le pus s'écoule des yeux, des oreilles; le nez, les doigts, des membres entiers se séparent du corps, et ce n'est qu'après avoir éprouvé successivement plusieurs morts partielles que le malade, réduit au dernier degré de marasme, est enfin délivré d'une vie qui ne lui est pas moins à charge qu'à tous ceux qui l'environnent. (2)

§ VI.

Signes caractéristiques.

Ce tableau de la lèpre a été, en grande partie, tracé d'après mes propres observations, qui se trouvent d'ailleurs confirmées par celles des auteurs qui ont le mieux écrit sur cette maladie. Cependant on ne peut se dissimuler que, malgré son exactitude, il ne laisse encore

(1) Crassescunt digiti, tandemque inter se, ac si è cerâ essent, colliquescunt. Schill.

(2) Neque hæc labes perimit à turpi vitâ sævisque cruciatibus liberans quàm membratim dilaceratus homo sit.

bien des choses à desirer ; en effet, il ne nous indique point quels sont les signes caractéristiques des différentes maladies connues sous le nom de l'Eléphantiasis, de lèpre, de Pian, etc. Si ces maladies doivent être confondues, ou, dans le cas où elles ne soient pas les mêmes, en quoi consiste leur différence ? et enfin comment on pourra les distinguer des dartres, de la galle, et de plusieurs autres affections cutanées avec lesquelles elles ont la plus grande analogie. Ces questions méritent d'autant plus de fixer notre attention, qu'elles sont de la plus grande importance, et qu'elles n'ont point encore été entièrement résolues. (1)

---

(1) Pour connaître, à fond, une maladie, il ne suffit pas de l'étudier isolément, et d'en avoir une description exacte, il faut encore connaître ses rapports avec les autres maladies, afin de ne pas la confondre avec elles, et de pouvoir lui assigner la place qu'elle doit occuper dans la classification nosologique. Or, ce sont ces rapports qui nous manquent presqu'entiérement ; et c'est là la véritable cause du désordre et de la confusion qu'on observe dans la plupart des auteurs qui ont écrit sur ces maladies. » Parcourez, dit un médecin célèbre, les diverses es- » pèces de Lèpre et de ladrerie, rapportées par Sau- » vages, let signes distinctifs de la Lèpre des grecs, et » de celle des arabes, par Lorry, et vous verrez que ce » que l'on trouve, sur la Lèpre, de bien clair et de bien » précis, se reduit à la description de l'Éléphantiasis, » par Arétée ». Nosog. philos.

La description de l'Eléphantiasis, par Aretée, est sans doute trop frappante pour qu'elle ne soit pas reconnaisable. Mais ce grand peintre a saisi la maladie dans son plus haut période ; et comme il est très-rare de rencontrer, dans un seul sujet, l'ensemble des signes qui composent son tableau, toutes les fois que ces signes sont isolés et peu prononcés, ils peuvent échapper à l'œil observateur. Il est, sur-tout, difficile de prononcer s'ils sont caractéristiques; car la plupart d'entr'eux se trouvent aussi dans d'autres maladies.

Schilling, ainsi que plusieurs autres auteurs, (1) regarde comme caractéristiques la couleur de la peau et l'insensibilité de la partie affectée. Il avoue lui-même (2) que la couleur de la peau n'est pas la même chez les nègres et chez les blancs; elle varie dans les différens climats et les différens individus, et ne peut, en aucune manière, servir à distinguer cette maladie.

---

(1) Mémoire pour servir à l'histoire de Cayenne et de la Guyanne française, par Bajon, t. p. 229.

Mémoire sur le mal rouge de Cayenne, etc.

(2) In Europœis lepra alba difficiliùs reperitur quàm apud æthiopes.

Quant à l'insensibilité de la partie affectée, ce signe, regardé presqu'exclusivement comme pathognomonique par Schilling (1), je suis bien éloigné de vouloir jetter le moindre doute sur les observations nombreuses que cet auteur a eu occasion de faire à Surinam et ailleurs ; je me contenterai de rapporter ce que j'ai vu et fait remarquer à plusieurs personnes.

Toutes les fois qu'on ne touchait que la surface externe de cette espèce d'écorce rugueuse, dont la jambe et le pied de Jean Arnout étaient recouverts, il ne donnait aucun signe de sensibilité. Il n'en était pas de même lorsqu'on tentait de la percer avec une épingle ou tout autre corps pointu, et de parvenir jusqu'au tissu réticulaire ; il faisait voir alors par ses cris et ses mouvements, qu'il n'était nullement insensible.

Le malade qui fait le sujet de la seconde observation, présente absolument le même phénomène. Tant qu'on se contente d'enfoncer superficiellement une épingle ou la pointe d'un

---

(1) Ergo insensibilitas partis affectæ tanquam signum *certius* et verè *pathognomonicum* consideranda, quæ quidem ejusmodi est ut nullus dolor sentiatur, sive acum aut cultrum adigas, sive igne partem uras.... usque ad ossa.

bistouri dans les tubercules rouges et fongueux, dont j'ai donné la discription, on en obtient beaucoup de sang, sans qu'il manifeste le moindre signe de douleur; mais si vous essayez de pénétrer plus profondément, ses cris vous obligeront à cesser cette expérience douloureuse. (1) Ceci ne doit point paraître surprenant: on sait, en effet, que c'est dans le réseau réticulaire que viennent s'épanouir les filets nerveux qui se portent à la périphérie du corps. La désorganisation de l'épiderme, qui leur est en quelque sorte étranger, ne doit pas leur ôter leur sensibilité.

Est-il besoin d'ajouter que cette prétendue insensibilité, n'est pas reconnue par tous les auteurs, et qu'Arétée est bien éloigné de penser qu'on puisse brûler les Eléphantiastes jusqu'aux os, sans leur causer une sensation désagréable [2] ? Enfin, une dernière raison

---

(1) Les faits que je rapporte ici ont été remarqués par plusieurs témoins irrécusables. Je me contenterai de citer, pour la première observation, les citoyens Delaporte et Lavergue, et pour la seconde, les citoyens Alibert et Richerand : d'ailleurs, qu'est-il besoin de témoignages? Le citoyen Yveneau est vivant; il est couché, salle Saint-Jean, n°. 45.

(2) Sin autem membrorum recens dolor sit, longè acerbiùs affligit . . . omnia verò ob doloris cruciatum oderunt.

qui ne permet pas de regarder ce signe comme caractéristique, c'est que cette insensibilité extérieure, s'il m'est permis de parler ainsi, se trouve également dans toutes les maladies dans lesquelles il y a épaississement de l'épiderme ou formation de croûtes ou d'écailles, Quoique ces maladies soient tout-à-fait différentes de celles que nous examinerons (1).

---

(1) La diminution de sensibilité caractérise la plupart des maladies lymphatiques. J'ai vu un grand nombre de dartres ronger le visage, ou d'autres parties du corps, sans causer d'autre sentiment qu'une légère démangeaison. Les tumeurs lymphatiques, connues sous le nom de *Steatome* de *meliceris*, sont accompagnées d'une insensibilité presqu'absolue. Le cancer lui-même est quelquefois insensible, ainsi qu'il me serait facile de le prouver par plusieurs observations ; il suffira d'en rapporter une.

Un vigneron, des environs de Paris, âgé de 40 ans, d'un tempéramment vigoureux et presque athlétique, issu de parens sains, uni a une épouse bien portante dont il a eu sept enfans qui jouissent d'une bonne santé, n'a jamais éprouvé d'autre maladie grave qu'une péripneumonie dont il est bien guéri.

Il lui survint, au commencement de l'été dernier, un cordon glanduleux qui s'étend le long de la partie latérale droite du col. Les glandes axillaires droites s'engorgèrent aussi, et la partie supérieure de la poi-

Il faut donc avouer que nous n'avons, sur l'Eléphantiasis et sur les autres maladies du

---

trine se couvrit de tubercules glanduleux, dont quelques-uns acquirent un volume considérable.

Le malade se mit entre les mains d'un chirurgien de son pays, qui prescrivit des médicamens échauffans, et appliqua des caustiques sur quelques-uns de ces tubercules. Il est entré à l'hôpital Saint-Louis, le 10 germinal.

L'engorgement des différentes parties dont nous avons parlé, et sur-tout celui des glandes axillaires est fort dur. Le bras droit est aussi d'une consistance très-ferme, et conserve long-tems l'impression du doigt. Sa circonférence est presque double de celle du bras gauche. Lorsque le malade s'expose au grand air, il lui survient ordinairement un gonflement considérable à la face. Les tubercules de la poitrine sont très-nombreux. Quelques-uns sont petits; d'autres ont un diamètre de plus de deux pouces; ils ont tous une couleur rougeâtre ou violette. Ceux qui sont ulcérés ont une couleur rouge; leur chair est ferme et carcinomateuse. Le malade m'a assuré qu'ils étaient absolument insensibles. Afin de m'en convaincre, je pris une très-grosse épingle, et je l'enfonçai peu-à-peu dans un de ces tubercules. Le malade ne m'arrêta que lorsque je fus parvenu à une profondeur de 13 lignes. J'aurais pu encore aller plus avant, si je n'avais pas craint de pénétrer dans la poitrine.

Cette maladie n'est certainement point lépreuse; je

même genre qu'un diagnostic très-incertain, à moins que nous ne puissions trouver quelqu'autre signe plus constant et plus universel que ceux assignés par Schilling ; pour moi, je pense qu'il est connu depuis long-tems, quoiqu'on n'y ait pas fait assez d'attention, et qu'il consiste dans cette dégénérescence du tissu cellulaire en substance lardacée et parsemée de différents tubercules dont nous avons donné la description. Saisi avec beaucoup de sagacité, et, en quelque sorte, deviné par Aretée, (1) quoique l'ouverture des cadavres ne fût pas permise de son temps, démontrée par Schilling, par Lorry, et par les meilleurs auteurs, ce signe me paraît vraiment caractéristique et essentiellement lié à l'existence des maladies que nous examinerons. Il a, d'aillleurs, l'avantage d'être fondé sur une altération particulière

la regarde, avec le C. Richerand, comme un cancer particulier de la peau ; elle a aussi quelque analogie avec la maladie glandulaire des barbades (a). Je pense qu'il n'y a rien à répliquer à des faits aussi évidens.

(a) V. Mem. de la Soc. Méd. d'émulation T. IV.

(1) Venæ latæ sunt non sanguinis redundantiâ, sed *cutis crassitudine* . . . lingua *grandinosis varis* exasperatur.

de

de la lymphe, cette partie, si essentielle à notre organisation, et dont la lésion entraîne presque nécessairement celle du systême général.

s'il est démontré que toutes les fois que le tissu cellulaire cutané est épais, lardacé et parsemé de petits tubercules durs, ronds, remplis d'une lymphe coagulée ; il y a éléphantiasis, ou lèpre, ou quelqu'autre maladie de ce genre, il ne s'agit plus, pour déterminer les différentes espèces, que de trouver quelques autres signes, qui, quoique moins essentiels que celui que nous venons d'assigner, soient cependant assez constants pour être caractéristiques des différentes espèces ; or, il est facile de parvenir à ce but, en prenant l'analyse et l'observation pour guides. Mais avant de nous occuper de cet objet, l'ordre et la clarté exigent que nous proposions quelques changements à la nomenclature de cette partie de la médecine; car, là où la nomenclature est confuse et incertaine, il est impossible que les idées quelle représente ne le soient pas aussi. Nous venons d'établir un signe caractéristique, au moyen duquel il est facile de reconnaître les différentes maladies, connues sous le nom d'éléphantiasis, de lèpre, de ladrerie, etc. Il me paraît naturel de donner un nom générique à la maladie considérée sous ce seul rapport, et dans sa plus grande simplicité. Je suppose que l'on adopte celui de lèpre, qui me paraît le plus généralement usité ; dans ce cas, il y aura lèpre, toutes les fois que le tissu cellulaire sera lardacé et parsemé de ces grains tuberculeux dont nous avons parlé ; et la lèpre sera simple, lorsque la maladie ne présentera aucun autre signe.

Je n'oserais assurer qu'il existe une lèpre a - solument simple ; cependant l'exemple des porcs et de quelques autres animaux qui sont quelquefois attaqués d'une espèce de lèpre ou de ladrerie, sans présenter d'autres signes que la lésion du tissu cellulaire, (1) nous porte à croire par analogie, qu'elle peut aussi se rencontrer chez les hommes, sans aucune espèce de complication. Ne voyons-nous pas, d'ailleurs, plusieurs maladies lymphatiques, telles que la syphillis, les scrophules, etc. se cacher, pour

(1) Lorsque les marchands de porcs veulent s'assurer si ces animaux sont ladres, ils leur arrachent quelques soies, dont les bulbes, lorsqu'il y a maladie, se trouvent gonflés, et contiennent beaucoup de tissu cellulaire sanguinolent. Ils examinent aussi leur langue, qui se trouve quelquefois noire et tuberculeuse, mais seulement lorsque la ladrerie est à son plus haut degré.

ainsi dire, dans l'intérieur de notre corps, y fermenter sourdement, et y produire des désordres irremédiables, avant de se manifester par aucun signe extérieur ?

Ce sont ces signes extérieurs qui serviront à déterminer les espèces.

§ VII.

Ses espèces.

Quelquefois la maladie s'annonce par des taches et des tubercules au visage, ou sur différentes parties du corps ; c'est la lèpre tuberculeuse, *le mal rouge de Cayenne.* D'autres fois, tout le corps, ou seulement quelques-unes de ses parties, sont recouvertes d'écailles, dont les couleurs, l'épaisseur varient suivant les climats, les tempéraments, et le degré de la maladie. C'est la *lèpre écailleuse.*

Chez quelques malades, l'épiderme offre cette espèce de végétation en paillettes, dont je crois avoir donné le premier la description ; de plus la peau devient rugueuse, elle se sillonne de gerçures profondes : c'est ce qui constitue la lèpre éléphantine ou l'éléphantiasis.

Je suis presque certain que le caractère que e viens d'assigner à cette dernière maladie est non-seulement spécifique, mais qu'il est aussi générique, c'est-à-dire, que son existence, indépendamment de tout autre signe, est essentiellement liée à celle de l'éléphantiasis; mais l'on tomberait dans une grande erreur, si l'on tirait la même conséquence relativement aux autres espèces de lèpres. Il n'est pas rare de rencontrer des malades dont tout le corps est couvert d'écailles absolument semblables à celles qui constituent la lèpre, et cependant ces malades sont uniquement attaqués de dartres. J'ai eu occasion de voir un très-grand nombre d'exemples semblables à l'hôpital Saint-Louis. Il en existe encore un bien remarquable; c'est un jeune homme âgé de 16 ans, issu d'une mère valétudinaire, et attaqué de dartres, depuis l'âge de 3 mois. Ces dartres qui n'étaient d'abord que partielles, sont bientôt devenues générales. Je crois devoir observer que ce jeune homme, natif de Bar-le-Duc, en Lorraine, passait une partie de sa vie au milieu des bois; que les murs de la chambre qu'il habitait étaient baignés par la Meuse, et qu'il ne se nourrissait que de légumes et de viande indigestes. Lorsqu'il est entré à l'hôpital (le 1er. pluviôse an 10) il avait tout le corps recouvert d'écailles, de couleur noirâtre et fuligineuse. Je le pris d'abord pour un lépreux. Un examen plus approfondi me fit bientôt découvrir, ainsi qu'au citoyen Beclard, qu'il n'était que dartreux. En effet, le tissu cellulaire sou-cutané ne paraît nullement altéré. Ce jeune homme d'ailleurs n'éprouve aucun des autres simptômes qui accompagnent la lèpre : il est vif, alerte, et paraît jouir d'une très-bonne santé. On l'a mis au régime des dartreux, et on lui a fait prendre des bains qui ont fait tomber les écailles dont il était recouvert. La peau a repris sa couleur naturelle ; mais elle est encore très-rugueuse. Le malade m'a assuré que, depuis plusieurs annees, les bains produisaient chez lui le même effet, mais seulement pendant la belle saison : que, dans le courant de l'été, sa peau devenait lisse et extrêmement blanche, et que ce n'était que pendant l'hiver qu'elle se noircissait et se couvrait d'écailles. Je ne pourais entrer dans de plus grands détails sur cet objet, sans m'écarter du cercle étroit dans lequel je me suis circonscrit ; il me suffira de remarquer que les maladies cutanées affectent des formes extrêmement variées et qui souvent se confondent, quoique les maladies soient très-différentes, de sorte que si leur diagnostic était uniquement fondé sur ces signes extérieurs, il serait souvent impossible de les distinguer les unes des autres.

Il faut donc, dans ce cas, avoir toujours recours au signe générique dont nous avons parlé.

La maladie, connue sous le nom d'Yaws, de Pian, de Sibbens, doit-elle être regardée comme une espèce de lèpre ? Si cette question devait être uniquement décidée par autorité, je me contenterais de citer celle de l'auteur de la nosographie philosophique. Je puis même ajouter, en sa faveur, que dans cette maladie il y a certainement altération du tissu cellulaire sou-cutané. L'inspection du malade qui fait le sujet de la seconde observation, ne me laisse pas le moindre doute à cet égard ; mais cette altération est-elle celle qui constitue la lèpre ? cette nouvelle question se réduit à un simple fait, et elle ne peut être irrévocablement décidée, que par l'ouverture cadavérique. J'ai consulté, à cette occasion, Schilling, et quelques autres auteurs, qui ont écrit sur cette maladie : je n'y ai point trouvé ce que je cherchais. Je pense donc qu'il est prudent de suspendre son jugement, jusqu'à ce qu'on ait acquis, sur cet objet, une entière certitude ; c'est-à dire, jusqu'à ce qu'on ait eu occasion de faire l'ouverture du cadavre d'une personne morte de cette maladie. (1) Dans le cas où elle serait une véritable lèpre, on la nommerait lèpre *frambœsienne*, *frambœsia*. On pourra peut-être découvrir dans la suite, par la même méthode, des espèces inconnues, et qui sont maintenant confondues avec d'autres maladies. Une fois qu'on a déterminé un genre d'une manière invariable, ses différentes espèces viennent se ranger d'elles-mêmes dans l'ordre qui leur appartient. Quant à celles qui ont été multipliées et, pour ainsi-dire, entassées par Sauvages, elles ne doivent trouver aucune place ici. Je pense aussi qu'il est fort inutile de faire de longs commentaires, pour connaître si l'éléphantiasis des Grecs est le même que la lèpre des Arabes; ce que les Grecs entendaient

(1) On pourrait me reprocher ici d'admettre, comme caractéristique, un signe qu'il n'est pas toujours possible de reconnaître sur le vivant : j'avoue que c'est là un inconvénient; mais on doit aussi convenir qu'il est racheté par un trop grand nombre d'avantages pour qu'il puisse nous arrêter. D'ailleurs, il est bien rare que l'ensemble des autres signes que j'ai rapporté ne puisse pas nous servir à reconnaître la maladie; et l'on ne peut être, tout au plus, embarrassé que pour les espèces indéterminées, telles que celles que nous examinons.

par lèpre, quel sens on doit attacher à l'impetigo de celse; outre que ces questions ne présentent pas par elles-mêmes beaucoup d'intérêt, elles sont la plupart insolubles, à cause de la confusion qui règne dans les auteurs qui ont écrit sur ces maladies. [1]

Il suit évidemment de tout ce que nous venons de dire, que la lèpre doit être placée dans la classe des maladies lymphatiques.

§ VIII.

Si elle est contagieuse.

La plupart des auteurs s'acordent à regarder la lèpre et l'éléphantiasis comme contagieux. *Solus habitato*, dit le législateur des Juifs. *Extra castra ejus habitatio esto.* Les Indiens ne prenaient pas moins de soin que les Juifs de séquestrer les lépreux. Quel est celui qui ne les fuit pas, dit Arétée, quand même ce serait un fils, un père ou un frère? L'infection peut facilement se répandre par la res-

(1) Je ne donnerai qu'un exemple de cette confusion. Smol. (hist. of Eng., t. 1) rapporte qu'un canon du dixième siècle prononce la dissolution du mariage, pour cause de gale. Certainement, les auteurs de ce canon confondaient la gale avec la lèpre.

piration

piration ou la co-habitation. Galien et Aétius sont du même avis. Il est dangereux, suivant Archigène, de converser avec les éléphantiastes.

Schilling, pense que le virus de la lèpre ne se communique pas seulement du père aux enfans ; mais, que, semblable à celui de la peste, il peut infester les habits, et même les murs des maisons. Il est, en cela, d'accord avec Moyse, qui, non content d'ordonner de brûler les habits des lépreux, désigne de plus les caractères auxquels on reconnaît qu'une maison est infectée. (Lév. C. 18.) Gordon, qui écrivait au commencement du quatorzième siècle, est peut-être le premier qui n'ait pas été persuadé de la contagion de la lèpre ; il avoue ingénuement qu'il n'en sait rien. [1] Raymond et Vidal pensent qu'elle n'est point contagieuse, quoiqu'ils reconnaissent qu'elle est certainement héréditaire. Le savant commentateur de Cullen va plus loin ; il assure que cette espèce d'horreur que les lépreux inspiraient chez certaines nations, et sur-tout chez les Juifs, était purement religieuse, et quelle ne prouve nullement que la maladie ait

(1) Deus scit veritatem ; ego nescio.

été contagieuse. Il va même jusqu'à soupçonner que le texte d'Arétée précité a été falsifié. Mon observation particulière semblerait confirmer le sentiment de ces derniers auteurs. Jean Arnout a, non-seulement habité, mais même couché, sans précaution, avec différentes personnes, sans leur communiquer sa maladie. Cependant, je ne pense pas que des témoignages, purement négatifs, puissent infirmer ceux des auteurs respectables, cités ci-dessus. Dire qu'ils ont été falsifiés, c'est supposer gratuitement un fait dénué de toute vraisemblance. Il me paraît plus naturel de penser que ces maladies ont perdu peu-à-peu le caractère contagieux qu'elles avaient dans leur principe. Ne voyons-nous pas des plantes à qui la culture et le changement de climats fait perdre leurs qualités vénéneuses ? Pourquoi la même chose ne pourrait-elle pas arriver à certaines maladies ? S'il suffisait d'un petit nombre de faits négatifs ; pour renverser une longue suite d'observations, il y a peu de vérités en médecine qui ne pussent être ébranlées. Par exemple, le frambesia qui, s'il n'est pas une véritable lèpre, a du moins avec elle la plus grande analogie, est certainement contagieux, si on s'en rapporte à ceux qui ont eu occasion de traiter et d'observer cette maladie en Afrique et en Amérique. [1] Cependant, j'ai un fait négatif qui tendrait à prouver le contraire. Le malade qui fait le sujet de ma deuxième observation, a vécu avec aussi peu de précaution que Jean Arnout. Comme lui, il a couché avec plusieurs personnes sans leur communiquer son mal. Loin de conclure de là que le pian et l'yaws ne soient pas contagieux en Afrique et en Amérique, je n'oserais même pas en conclure qu'ils ne le soient pas dans nos climats. Je sais, en effet, qu'il y a des maladies dont la contagion, quoique lente, n'en est pas pour cela moins certaine ; telle est entr'autres la teigne, et quelques autres que je pourrais citer.

§ IX.

Ses causes.

Rien de plus varié que ce que les auteurs

(1) Schilling et l'auteur anonyme d'un mémoire qui se trouve dans le sixième volume de la société d'Édimbourg, ne laissent aucun doute à cet égard. Ils assurent même qu'il existe en Afrique et en Amérique des mouches qui suçent le pus des ulcères pianiques, et que, lorsquelles viennent à se porter sur une simple ulcération d'une personne saine, cela suffit pour lui communiquer la maladie.

ont écrit sur les causes de la lèpre et de l'éléphantiasis. Hippocrate les croit produits par la pituite ; Arétée par faiblesse ; Galien par une humeur mélancholique ; Cælius Aurelianus par la corruption du sang ; Avicène par le reflux de l'atrabile dans tout le corps ; Paracelse par un sel arsenical ou vitriolique plumeux (*à sale arsenici, vel à sale vitrioli plumosi*).

Les auteurs modernes attribuent avec plus de vraisemblance la production de cette maladie à un mauvais régime ou à des viandes salées corrompues, indigestes. Telles sont celles de porc, si nuisibles dans certains pays chauds, et que le législateur des juifs avait sans doute prohibées dans des vues sages et profondes. Telles sont encore celles de certains poissons, sur-tout si elles sont salées et pourries (1). Je pense aussi avec Remond et Vidal, que l'humidité de l'air doit être regardée comme une des principales causes de ces maladies. Il serait difficile de trouver un pays élevé et sec où elle ait établi son siège, ou si on l'y rencontre quelquefois, ce n'est qu'accidentellement. Ceux où

---

(1) La lèpre régnait en 1688, à Ferroé ; elle a cessé depuis que les habitans se livrent à l'agriculture, et ne font plus leur unique nourriture de poisson et de graisse de baleine. Mém. de la Soc. de méd., an 1776.

elle règne, ainsi que nous l'avons prouvé par l'histoire de cette maladie, sont humides et marécageux. Tels sont entr'autres la Basse Egypte, la Nigritie, la Nubie, la Syrie, les environs du Gange et de l'Indus, les îles de Java et de Madagascar, celles de la mer du Sud, Cayenne, Surinam, Saint-Domingue, presque tout le continent de l'Amérique et sur-tout Carthagène, Porto-Bello et les environs des fleuves; les côtes de la Suède, de la Norvège, de Martigues, en Provence, etc., etc. César et Tacite nous attestent que les Gaules et la Germanie étaient autrefois couvertes d'épaisses forêts : c'est peut-être ce qui rendait l'éléphantiasis si commun chez les anciens Celtes. Nous avons vu aussi qu'elle est plus commune chez les peuples barbares et ignorans, livrés à l'anarchie ou courbés sous le joug du despotisme, que dans les pays où fleurissent les sciences, les arts et la liberté.

On doit joindre à toutes ces causes la malpropreté, qui joue un si grand rôle dans toutes les affections de la peau. Le professeur Desgenettes a vu les maladies cutanées si hideuses en Egypte, attaquer la classe la plus pauvre et la plus négligée, tandis que les grands en sont rarement attaqués, de même que les hommes de guerre choisis, tels que les Mamelouks, qui observent la plus grande tenue sous le rapport de la propreté.

Si quelqu'un doutait encore de l'analogie qui existe entre la lèpre et plusieurs autres maladies lymphatiques, telles que la gale, les dartres, la teigne, le scorbut, les scrophules, l'hidropisie, etc., il suffirait pour l'en convaincre de faire attention que toutes ces maladies reconnaissent à-peu-près les mêmes causes. Le scorbut par exemple, est aussi produit par un mauvais régime, par des alimens salés et corrompus, et sur-tout par un air humide. La seule différence qu'il me serait peut-être possible d'assigner dans l'éthiologie de ces deux maladies, c'est que l'une paraît régner de préférence dans les pays chauds, et l'autre dans les pays froids. Mais cette règle n'est pas tellement générale qu'elle ne souffre de nombreuses exceptions. En effet, nous trouvons des lépreux et des scorbutiques sous toutes les latitudes : comment peut-il donc se faire que les mêmes causes donnent lieu à des maladies si différentes? C'est une question que je n'entreprendrai pas de résoudre, et pour la solution de laquelle nous n'avons point encore de données suffisantes.

Si même nous voulons être de bonne-foi,

nous serons forcés d'avouer que nous n'avons qu'une connaissance bien imparfaite de ces maladies et de plusieurs autres qu'il me serait facile de citer. Nous n'en appercevons pour ainsi dire que l'écorce et la surface externe. Ces maladies considérées en elles-mêmes, les causes immédiates qui leur donnent naissance, les effets divers qu'elles produisent dans notre organisation, la manière dont les médicamens agissent sur elles, tout cela se dérobe à notre faible vue. On pourrait regarder la recherche des causes prochaines et leur manière d'agir sur l'économie animale, comme la *pierre philosophale* de la médecine, et quoiqu'elle ne soit peut-être pas moins difficile à trouver que celle des chymistes, on ne peut s'empêcher d'applaudir au zèle de ceux qui se livrent à ce travail difficile. Quand même on ne pourrait pas parvenir au but, il est beau, il est utile d'en pouvoir approcher. Où sont les bornes que l'esprit humain n'osera jamais franchir ? Avait-on quelque idée, il y a trente ans, des progrès que la chymie a faits de nos jours ? Lorsque les découvertes sur le systême lymphatique se seront multipliées, et qu'on en aura fait une heureuse application à l'art de guérir ; lorsque la chymie animale et la physiologie auront encore fait quelques progrès, l'éthiologie des différentes espèces de lèpre, et en général des maladies lymphatiques, deviendra peut-être moins incertaine.

§ X.

Son prognostic.

La plupart des auteurs regardent la lèpre et l'Éléphantiasis comme très-difficiles à guérir, et même comme nécessairement mortels, lorsque le mal a jetté de profondes racines. Si la maladie est parvenue à son plus haut degré, dit Arétée, (1) il faut renoncer à tout espoir de salut. La lèpre, suivant Aétius, est une maladie grave, et presque certainement du nombre de celles qui sont incurables. Lors même que la lèpre n'est compliquée d'aucune autre maladie, dit Schilling, (2) le prognostic est toujours incertain, tant à cause de la férocité du mal, que de la longueur du traitement. On ne sera pas surpris qu'elle ait ordinairement une terminaison funeste, si l'on fait attention que non-seulement elle affecte les tégumens, et dérange par là la transpiration sensible et insensible, dont les fonctions sont

(1 L. 2 C. XIII.
(2) P. 38.

si

si importantes, mais que de plus elle altère et désorganise entièrement le tissu cellulaire et la lymphe, ces agens puissans de l'absorption de la nutrition, et de toute espèce de secrétions et d'excrétions. Les dartres, les scrophules, et plusieurs autres maladies, quoi quelles ne se présentent pas sous des formes aussi hideuses que la lèpre et l'éléphantiasis, et qu'elles ne portent pas dans l'économie animale, une désorganisation aussi profonde, ne sont-elles pas également incurables, lorsqu'elles sont parvenues à leur plus haut degré? (1) Qu'on

(1) On pourrait distinguer deux espèces d'incurabilité; l'une provient de la nature même de la maladie; l'autre, de sa gravité. S'il existe des maladies qui soient absolument incurables, dans toute espèce de circonstances, leur nombre est infiniment petit. Telles sont, peut-être, vu l'état actuel de nos connaissances, certaine espèce de peste, et l'hydrophobie, lorsqu'elle est confirmée. Au contraire, il n'y a peut-être aucune maladie qui, lorsqu'elle est parvenue à un très-haut degré, ne puisse devenir incurable. La gale, elle-même, qu'on regarde comme une affection très-légère, devient quelquefois tellement rebelle, qu'elle résiste à toute espèce de remèdes, et il serait alors trés-imprudent de vouloir s'obstiner à la guérir. Je ne connais aucun livre sur les maladies incurables, et les divers signes d'incurabilité. Un tel livre serait cepen-

cesse donc d'attribuer à la médecine l'incurabilité de certaines maladies ; c'est à la nature, et non à l'art salutaire, que ces plaintes doivent être adressées.

Lorsqu'une fonction, nécessaire à notre organisation, est détruite, ou essentiellement lésée ; la mort est inévitable. C'est là une loi à laquelle sont soumis tous les êtres organisés. Si une rose, piquée dans sa racine, par un ver rongeur, ne peut plus pomper les sucs nourriciers, ce sera en vain que le laboureur

---

dant fort utile, ne fut-ce que pour épargner aux malheureux, dévoués à une mort certaine, des remèdes désagréables, et souvent dangereux, et pour les laisser descendre tranquillement au tombeau, Ce ne serait pas seulement l'éléphantiasis qui y occuperait un des premiers rangs. On y trouvera aussi plusieurs maladies qui n'impriment pas la même horreur, et qui, cependant, n'en sont pas moins au-dessus des secours de l'art : telles sont, par exemple, différentes espèces d'hydropisie. Depuis plus de dix ans que j'observe des malades dans les différents hôpitaux de Paris, j'y ai vu un nombre incalculable d'hydropiques, et je ne crois pas exagérer en assurant que losque la maladie est grave, et le sujet âgé, il en guérit à peine un sur cent. Ce sont là les malades que l'on ne devrait jrmais admettre dans les hôpitaux, où ils trouvent nne mort certaine, et souvent accélérée par l'air impnr qu'ils y respirent.

lui prodiguera ses soins, et que le zéphyr la caressera de son haleine ; ils ne parviendront pas à lui rendre ses couleurs.

§ XI.

Son traitement.

Il n'y a peut-être point de maladies dont le traitement soit plus vague et plus incertain que celui de la lèpre et de l'éléphantiasis. Il suffit, pour s'en convaincre, d'examiner celui qui a été prescrit ; je ne dirai pas seulement par cette foule d'auteurs qui n'ont jamais vu ces maladies que dans les livres ; mais par ceux même qui jouissent de la réputation la mieux méritée. (1) Le grand Arétée, lui-même, ne dissimule point son embarras. Si une maladie, dit ce médecin, ne peut être

(1) Le nombre des auteurs, vraiment originaux, est ici, ainsi que dans plusieurs autres parties de la médecine, infiniment petit ; on pourrait même le réduire à Arétée et à Schilling. Le sage Raymond mérite aussi une exception en sa faveur, mais seulement relativement à la partie historique ; les autres auteurs, ou ne se sont contentés de copier ceux que je viens de citer ; ou n'ont rien ajouté à ce que nous savions déjà.

guérie, qu'autant que les remèdes qu'on lui oppose sont plus forts qu'elle ; quel est celui qu'on pourra inventer contre l'éléphantiasis, cette maladie terrible, qui ne laisse aucune de nos parties intactes ? Il veut qu'on la combatte, dès son commencement, par un régime convenable, par le fer, le feu, et toute espèce de médicamens. Il conseille même à chacun d'employer ceux qu'il connaît ; preuve manifeste qu'il n'a pas une très-grande confiance en ceux qu'il propose. (1) Les détails dans lesquels il entre sur le régime, la diète lactée, l'utilité des purgatifs modérés, des liniments savoneux employés par les Celtes, des lotions alkalines, des eaux thermales et sulphureuses, etc. annoncent les vues les profondes. Je ne saurais, cependant, approuver son traitement sans aucune restriction. Parmi le grand nombre de médicaments qu'il prescrit, il y en a plusieurs qui ne me paraissent d'aucune utilité; tel est, par exemple, la raclure de dent d'éléphant, la graisse de lion, de panthère ou d'autres animaux féroces. Il regardait, sans doute, la chair de porcs comme

---

(1) Potabilia medicamenta, quotquot quis cognoverit, potanda præcipiat.

légère et d'une facile digestion, puisqu'il en prescrit l'usage aux éléphantiastes. Celse avait donné dans la même erreur. Je ne saurais non plus approuver notre auteur, lorsqu'il leur conseille de passer une grande partie de leur vie dans des lieux humides, sur les bords de la mer, et dans des voyages maritimes. (1) Nous avons vu que l'humidité était une des principales causes de ces maladies. Enfin, ce qu'il dit de la saignée me paraît infiniment dangereux. Il commence par saigner le malade aux deux bras et aux deux jambes, et cela dans le même jour. (2) Il est utile, ajoute-t-il, de tirer souvent du sang en grande abondance, parce que ce fluide est l'aliment de la maladie; il pense qu'on évacue par-là celui qui est corrompu; et que, par le moyen d'une diète convenable, on parvient à le renouveller, et à s'en créer de plus pur. Il est d'autant plus étonnant qu'il se soit formé ces étranges idées, qu'il avoue, ainsi que

---

(1) Vita diu in aquis ducenda est, et mare et navigatio conveniunt.

(2) Itaque venas in cubito ambas incidito, incidito et venas in malleolis eodem die.

nous l'avons observé, que cette maladie est produite par une extrême faiblesse (1).

Gallien assure avoir guéri un éléphantiaste par l'usage des vipères. Arétée recommande aussi ce remède. Pline rapporte que lorsqu'Antonius-Musa, médecin d'Auguste, rencontrait des malades attaqués d'ulcères incurables, (*incurabilia ulcera*) il leur faisait manger des vipères, et qu'il les guérissait avec une promptitude incroyable. (2) Plusieurs auteurs modernes pensent également que ce remède est très-utile dans un grand nombre de maladies chroniques et lymphatiques. Qu'il me suffise de nommer parmi eux Méad et Morgagni. Le premier rapporte (3) qu'on a coutume, dans le Bengal, de prescrire l'usage des vipères à ceux qui ont été épuisés par de longues maladies; et il ajoute qu'il en a lui-même éprouvé l'efficacité dans des lèpres obstinées. Quant à Morgagni, il cite (4) l'exemple

(1) Ea (causa morbi) ingeniti caloris frigiditas est non exigua, vel potiùs congelatio, seu quædam sæva hiems.

(2) Hist. nat., l. 30, c. 13.

(3) Tentam. 1.

(4) De causis et sed. morb., ep. 55, s. 14.

d'un vieillard attaqué d'un ulcère qui ne présentait aucun espoir de guérison, et qu'il parvint cependant à guérir en très-peu de temps par l'usage des vipères. Il a sur-tout éprouvé leur efficacité dans les gales invétérées et rebelles qui, comme l'on sait, ont beaucoup de rapport avec la lèpre. Il assure qu'il est souvent parvenu à les guérir à l'insçu des malades, et, pour ainsi dire, contre leur gré, en faisant mêler du jus de vipères dans leurs aliments et dans leurs boissons. Il ajoute que si elles ne produisent quelquefois aucun effet, c'est parce qu'elles ont été prises dans des pays humides, tel que le Mantouan, ou parce qu'on se contente de prescrire leurs poudres desséchées, auxquelles il attribue beaucoup moins de vertu qu'à leur jus et à leur chair fraîche. Malgré toutes ces autorités imposantes, je n'oserais regarder comme démontrées, toutes les propriétés que l'on attribue aux vipères. Cependant, elles ne doivent point être négligées, quoiqu'en pensent Fernel et Cocchi.

La méthode curative de Schilling, mérite la plus grande considération. Elle a l'avantage d'avoir été confirmée par plusieurs succès: rappeller la transpiration, chasser le *virus* par les pores de la peau, et enfin fortifier cet organe et toute l'habitude du corps; tel est le but que se propose l'auteur.

Il prescrit un régime végétal, commence toujours le traitement par les délayans, et tâche ensuite d'exciter l'action du système cutané par les diaphorétiques, les sudorifiques; un exercice convenable, et sur-tout par une grande quantité de bains tièdes. Ce n'est qu'au bout de sept à huit mois que les croûtes qui recouvrent le corps commencent à tomber. La peau jouit, à cette époque, d'une très-grande sensibilité; [1] il a alors recours aux fomentations mucilagineuses, spiritueuses ou astringentes, suivant l'indication. Il fait continuer ce traitement, au moins, pendant un an, et il conseille au malade de suivre, pendant toute sa vie, un régime exact.

Cet auteur emploie le camphre et l'opium, lorsqu'il y a satyriasis. Si les forces sont trop abattues, il prescrit le quinquina, le bon

(1) Depravata autem et callosa postquàm sic defluxit pellis, nova apparet cutis, sed adeo tenera ut recens nati infantis mollitiem superet. Cette peau dont parle Schilling, et qui se régénère avec tant de facilité, n'est autre chose que l'épiderme. C'est, en effet, la seule partie de notre corps qui soit susceptible de se régénérer, ainsi que l'a prouvé le cit. Richerand, dans sa physiologie

vin

vin, etc. Dans le cas de complication vénérienne, il préfère les sudorifiques au mercure dont il a toujours éprouvé de mauvais effets. Il conseille de panser les ulcères fétides avec la teinture d'aloës, de myrrhe, etc. et d'éviter avec soin d'y appliquer des corps gras et huileux.

Lorsqu'il est nécessaire de purger fortement, il commence par prescrire une forte saignée, sur-tout s'il y a plethore. Il veut même qu'on fasse tirer un peu de sang vers le troisième mois du traitement, afin, dit-il, qu'on puisse mieux juger de l'état des humeurs; et il convient qu'à cette époque le sang se recouvre bientôt d'une *croûte visqueuse*, semblable à de la *gélatine épaisse*, et de couleur verte. [1] Je pense qu'il est inutile d'observer qu'il faut être bien partisan de la saignée pour oser la prescrire, lorsque le sang présente ces qualités.

On trouve, dans les Colonies, un grand nombre d'esclaves et d'affranchis qui se livrent à la médecine empirique, et qui traitent les

(1) Observavi autem sanguinem, post periodum istam, crustâ contegi viscidâ, coloris viridis, tenacem gelatinam referente.

malheureux esclaves abandonnés par des maîtres avares et cruels. Schilling a vu dans une petite ville, une affranchie qui donnait ses soins à plus de vingt lépreux; et il avoue avec une candeur bien digne d'éloge, qu'elle parvenait ordinairement à guérir ses malades, dans l'espace de trois à quatre mois, et qu'ils éprouvaient rarerement des rechutes. Il l'engagea même, par quelques présents, à lui découvrir son secret. Elle commençait par purger fortement les malades avec la gomme gutte, et elle répétait ce purgatif deux fois par semaine. Au bout de quelques jours elle leur donnait une forte décoction, faite avec le bois et la racine d'un arbre nommé dans le pays, *Tondin*; il est du genre des *Paullinia*; ses feuilles sont semblables à celles de l'Aune; il est résineux, amer et astringent. Aussitôt que les malades avaient pris cette boisson, elle leur ordonnait de se livrer à quelque exercice violent; et lorque la sueur commençait à paraître, elle les faisait mettre au lit, et faisait des fomentations par tout le corps, avec une décoction des feuilles du même arbre, et elle les laissait suer pendant quelque temps.

Vers la fin du traitement, elle prescrivait des frictions avec un liniment, dans lequel entrait une espèce de cuscute fort commune à Surinam. Elle la faisait macérer dans l'eau pendant trois à quatre jours, et la mêlait avec du suc de citron.

Quoique purement empyrique, la méthode curative de cette femme n'est-elle pas auss la plus rationelle ? Produire, sur-tout, dans le commencement, de fortes excitations dans le canal intestinal, qui, comme on le sait, a, avec le systême cutané, les rapports les plus intimes, favoriser l'action de ce systême, et rétablir la transpiration par le régime, l'exercice, l'usage des émolliens et des sudorifiques: telle est l'unique base sur laquelle doit être fondé le traitement de la lèpre et de l'éléphantiasis. Et si la femme dont nous parlons procurait à ses malades une guérison plus prompte et plus sûre que Schilling lui-même; ses succès, loin de devoir être attribués à une prétendue propriété spécifique de ses remèdes, me paraissent un effet naturel d'une méthode qui visait directement au but curatif, sans employer aucun moyen inutile, et sans affaiblir les malades par la saignée, ce moyen, essentiellement débilitant, et presque constamment nuisible, dans toute espèce de maladies lymphatiques.

La méthode curative que nous venons d'exposer, n'est point celle qui convient au frambesia ; et c'est là, je l'avoue, le seul motif qui me laisse encore quelque doute sur le véritable genre auquel il appartient. En effet, on a peine à concevoir que, dans une méthode naturelle, les espèces du même genre exigent un traitement opposé. Quoiqu'il en soit, les mercuriaux, reconnus comme très-nuisibles dans l'éléphantiasis, la lèpre écailleuse et le mal rouge de Cayenne, sont très-utiles dans le frambesia. Schilling en conseille, sur-tout, l'usage dans les exostoses : il veut aussi que l'on ait recours aux délayans, aux sudorifiques, et aux autres moyens généraux indiqués ci-dessus. Il paraît, si on s'en rapporte à ceux qui ont eu occasion de traiter cette maladie, que le mercure doux doit être préféré aux autres préparations mercurielles. L'auteur du mémoire sur l'yaws, inséré dans le sixième volume du recueil de la société d'Edimbourg, faisait saliver tous ses malades, même les enfans. Il dit qu'il ne poussait pas ordinairement la salivation au-delà d'une pinte par jour. Il regardait, sans doute, cette quantité comme modérée. Le même auteur avoue que ce remède n'a pas toujours été utile ; qu'il a quelquefois laissé ses malades dans un *état pire* que celui où il les avait *trouvés*. Je suis bien éloigné de vouloir substituer des conjectures à des faits qui paraissent positifs; cependant, je pense qu'il serait à desirer qu'on pût s'assurer, par de nouvelles expériences, si la salivation est nécessaire dans le traitement du frambesia; en second lieu, si cette maladie, lorsqu'elle cède aux mercuriaux, ne serait pas compliquée de vérole. On sait, en effet, qu'il est très-facile de la confondre avec elle.

On voit, par ce que nous venons de dire, que le traitement des différentes maladies lépreuses est encore incertain, et, en quelque sorte, empyrique. Mais combien n'y a-t-il pas d'autres maladies dont on pourrait en dire autant? Connaissons-nous des remèdes bien efficaces contre les scrophules, les dartres, et plusieurs autres maladies que je pourrais citer? Que cette pénuerie de moyens ne nous décourage pas; les remèdes les plus faibles, en apparence, produisent, en des mains habiles, les effets les plus surprenants. Peut-être, au reste, une étude plus approfondie des maladies lépreuses, ainsi que de toutes celles qui dépendent de la lésion du systême lymphatique, et le concours des lumières qui semblent devoir bientôt éclairer cette partie intéressante de la médecine, nous feront-ils reconnaître, dans la suite, des moyens plus efficaces.

FIN.

ERRATA.

Page 14, l. 12, 1700, *lisez* 17000.

P. 23. La première ligne de cette page doit être la première de la p. 22.

P. 18, l. 17, 7 pouces et d., *lisez* 11 p.

P. 28, l. 18, 11 pouces, *lisez* 7 p. et demi.

www.ingramcontent.com/pod-product-compliance
Lightning Source LLC
LaVergne TN
LVHW021523140926
848035LV00047B/1170
* 9 7 8 2 0 1 4 1 1 5 2 5 3 *